Te 23
313
B

I0071409

DÉPOT LÉGAL
Gironde
116

PRÉSERVATIF
ET GUÉRISON INFAILLIBLE

de

L'URÉTRITE

VULGAIREMENT NOMMÉE

CHAUDE-PISSE, GONORRHÉE, ÉCOULEMENT VÉNÉRIEN

par

L'INJECTION FEAUGAS,

Pharmacien en chef de l'Hôpital des Vénériens de Bordeaux,
etc., etc.

BORDEAUX

Imprimerie RAGOT, rue de la Bourse, 11-13.

1863

PRÉSERVATIF

et

GUÉRISON INFAILLIBLE DE L'URÉTRITE

C.

PRÉSERVATIF
ET GUÉRISON INFAILLIBLE

de

L'URÉTRITE

VULGAIREMENT NOMMÉE

CHAUDE-PISSE, GONORRHÉE, ÉCOULEMENT VÉNÉRIEN

par

L'INJECTION FEAUGAS

Pharmacien en chef de l'Hôpital des Vénériens de Bordeaux,
etc., etc.

Il fut un temps, et ce temps n'est pas encore
bien éloigné, où cette maladie était regardée
par beaucoup de médecins comme le résultat
d'une infection générale de l'économie. Alors,
on pensait qu'elle ne pouvait être guérie radi-
calement que par une médication interne mer-
curielle, longtemps prolongée. Plusieurs,

1863

même, allaient jusqu'à conseiller d'entretenir l'écoulement plusieurs mois; car, selon eux, c'était un moyen dont la nature se servait pour entraîner au dehors l'écoulement morbide qui avait été introduit dans nos organes, et ils se seraient bien gardés d'aller contre ces prétendus efforts de la nature.

C'est sur cette donnée, essentiellement fausse, que sont basées toutes les méthodes dites *dépuratives* dont on accable encore le public.

Mais aujourd'hui, ces pensées, purement théoriques, sont reconnues pour ce qu'elles valent. Il est admis comme un fait incontestable, je dirai presque incontesté, que l'Urétrite est généralement une affection locale et de nature inflammatoire.

L'étude impartiale de ces causes et les expérimentations faites dans les dernières années qui viennent de s'écouler, le prouvent jusqu'à l'évidence.

Nous-même, sans que nous prétendions par là prendre rang parmi les noms illustres de la science, pouvons affirmer que des expériences personnelles, faites avec le plus grand soin, nous ont acquis la conviction intime que cette forme de la maladie vénérienne n'envahit jamais la totalité de nos organes, alors même qu'elle provient d'un contact intime avec une personne affectée de la syphilis. En effet, j'ai vu nombre de personnes, entièrement dans ce cas, qui, traitées par mon INJECTION, ont été guéries d'une manière prompte et radicale, et qui ont vu plusieurs années s'écouler depuis leur traitement sans que le moindre symptôme constitutionnel apparût.

Aussi, suis-je convaincu, et mon opinion est corroborée par celle de plusieurs praticiens distingués, que la maladie qui nous occupe peut être guérie et doit l'être toujours sans inconvénient aucun, *dans le plus bref délai possible.*

Par ce moyen, on évite aux malades d'interminables dégoûts attachés à ces écoulements chroniques dont la ténacité fait leur désespoir, ainsi que celui des médecins eux-mêmes. *C'est pour atteindre ce but que je prépare, depuis longues années, une injection dont le succès grandit tous les jours.* Déjà nombre de médecins distingués, faisant abnégation de tout amour-propre, après avoir échoué dans l'emploi de médicaments internes, l'ont prescrite à leurs malades et ont obtenu un résultat constamment avantageux.

Par une coupable cupidité, les détracteurs des injections s'efforcent d'entretenir dans l'esprit public, au moyen de terreurs chimériques, la fausse idée que ces sortes de remèdes rétrécissent le canal de l'urètre, et provoquent même le gonflement des testicules, *l'orchite ou chaude-pisse tombée dans les bourses :* ils ne pourront jamais infirmer ce qui résulte de

l'observation des faits, savoir : *que les rétrécissements, les indurations partielles du canal
de l'urètre ont généralement pour cause, non
pas l'usage des injections, mais des inflammations chroniques du tissu cellulaire sous-mu-
queux, inflammations dues à des écoulements
trop longtemps entretenus ou traités par tout
l'arsenal des médicaments internes.*

Un autre fait, devant lequel ils sont encore
obligés de se taire, parce qu'il est avoué par
les vrais amis de la science et de l'humanité,
c'est que, *soit au début de la chaude-pisse, soit
à une époque plus ou moins avancée de sa du-
rée, on a pu supprimer le flux muscoso-puru-
lent qui la caractérise, au moyen de simples
injections, et cela d'une manière rapide et com-
plète, et sans le moindre phénomène de rétré-
cissement ou d'induration du canal de la verge.*

Mais voulez-vous que je vous explique clai-
rement pourquoi on a mis sur le compte des

injections tant de rétrécissements et d'indurations dont elles étaient, certes, bien innocen-
tes? C'est que les médecins inexpérimentés ou
inattentifs ont ordonné des injections quand
des rétrécissements existaient déjà. Et, en effet,
n'est-il pas en usage chez les mêmes médecins, de ne prescrire les injections que lors-
qu'ils ont affaire à des écoulements anciens,
dégénérés, c'est-à-dire à des écoulements longtemps combattus par la médication interne la
plus énergique et la plus incendiaire? Eh!
mais c'est justement dans ces cas là, comme
nous l'avons expliqué plus haut, que les rétrécissements et les indurations préexistent! Voilà
comment l'étude raisonnée et impartiale des
phénomènes morbides vient chaque jour dé-
truire de nouvelles erreurs!

Maintenant, quel est le médecin de bonne
foi qui osera nier l'action funeste et les déplo-
rable srésultats que les médicaments internes,

tous essentiellement irritants, exercent sur les surfaces des intestins, ce centre important où sont élaborés les principes qui doivent réparer la trame de nos organes affaiblis, et sans lesquels nous ne pouvons vivre!

Et d'abord, quel phénomène veulent-ils déterminer par l'emploi des médicaments internes? une révulsion, je pense; — c'est-à-dire le déplacement de l'irritation qui existe dans le canal de l'urètre. Ils ne veulent donc pas la guérir, cette inflammation urétrale; ils veulent seulement la remplacer par une autre; ils veulent la transporter sur une portion quelconque de l'intestin; enfin, disons-le, *ils veulent guérir les voies urinaires, mais en même temps rendre malades les voies digestives.*

Rendre malades les premières voies!...

Et notez bien, je vous prie, qu'il leur est impossible de guérir sans que les choses se passent ainsi. Aussi, combien de gastrites, de gastro-entérites, de colites, d'affections intestinales de toute nature, maladies si fatales à l'espèce humaine, n'ont pas suivi l'emploi irrationnel des résines de copahu et de térébenthine, du poivre de cubèbe et autres violents drastiques dont on a si longtemps et si violemment labouré le tube intestinal.

Qu'importe qu'on cache ces irritants sous des *capsules gélatineuses, sous des couches de principes sucrés,* dans des sirops ou dans des poudres inertes, si une fois dépouillés de cette enveloppe perfide par l'action de l'estomac, ils n'en exercent pas moins leur influence irritative sur les surfaces délicates et précieuses qu'ils parcourent? Est-ce qu'un poison ne sera pas toujours le même, qu'on le prenne dans un vase de terre ou dans une coupe d'or?

En vérité, on s'étonne que la science médicale s'en soit tenu un seul instant aux médicaments internes, si lents, si incertains, toujours si dangereux, quand elle avait un moyen aussi simple que sûr et rapide pour mettre fin à l'incommodante blennhorragie, — l'*injection !*

L'incontestable supériorité de mon injection est aujourd'hui démontrée par les succès qu'elle obtient en *Algérie, aux colonies*, et dans les hôpitaux où elle est généralement employée par préférence aux autres moyens surannés.

Aucun praticien n'ignore que sur cent malades, la médication interne était autrefois réputée heureuse quand elle en guérissait un quart, en trois, quatre et cinq mois ; encore fallait-il adjoindre à ce traitement, comme auxiliaires, des bains, des tisanes, des sangsues, des cataplasmes, un repos complet et le plus austère régime, tandis que mon injection (et je le dis sans crainte d'être démenti), sur cent malades en guérit quatre-vingt-dix et quatre-vingt-quinze, et cela sans le concours de ce fatras indigeste, gênant et dispendieux d'agents secondaires.

MANIÈRE DE SE SERVIR DE L'INJECTION

Avant de faire l'injection, il est bon de s'assurer quelle est la partie du canal la plus affectée, afin d'y conduire l'injection : pour cela, on prend la verge, et, en appuyant à un pouce au-dessous du gland, on fait sortir la portion de mucus puriforme qui est contenue dans cet espace ; puis, portant le doigt un peu plus en arrière, on répète la même opération jusqu'à la racine de l'organe. Par là on constate, d'une manière précise, de quel point provient la secrétion anormale.

Ce fait une fois bien reconnu, le malade urine, agite ensuite le flacon jusqu'à ce que l'injection soit bien brouillée, fait un mélange à parties égales d'eau et d'injection, charge sa petite seringue de ce mélange et place un tampon de linge sur son périnée, et qu'il a soin d'appuyer sur l'angle d'une table ou le bras d'un fauteuil. De cette manière, le canal de l'urêtre est comprimé entre le tampon et l'arcade du pubis, et la matière injectée ne peut pénétrer dans la vessie, ce qui, au reste, serait sans inconvénient sérieux. Puis il pousse l'injection dans le canal de la verge, en pressant doucement le piston de la seringue à cinq ou six reprises différentes. Enfin, il garde l'injection, en maintenant ferme, avec l'indicateur et le pouce, le méat urinaire aussi longtemps qu'il le peut.

Le mélange que je recommande pour affaiblir l'injection est nécessaire les deux premiers jours, afin d'éviter une irritation possible, mais non certaine, qui dans tous les cas, n'a rien de grave. On diminue la quantité d'eau au fur et à mesure qu'on s'habitue à la présence du médicament, et on finit par l'employer pur.

L'injection doit être répétée ainsi quatre à cinq jours.

Quand bien même l'écoulement serait supprimé après quelques injections, il faudra continuer encore pendant dix à douze jours, en ayant soin seulement de diminuer progressivement leur nombre.

Chaque flacon est enveloppé d'un exemplaire de cette notice revêtue de ma signature, laquelle sera délivrée gratis.

Tout flacon qui ne portera pas ces marques d'authenticité devra être réputé faux, et je ne garantirai plus son efficacité.

Manière de se servir de l'injection comme moyen préservatif.

On agite le flacon jusqu'à ce que l'injection soit bien brouillée, et on fait un mélange à parties égales d'eau et d'injection. On s'injecte avant et après le coït.

Il faut avoir soin de se laver également avec ce mélange.

Le dépôt général de mon *injection* est à Bordeaux, rue Saint-Rémy, 13, en ma pharmacie, et dans les départements, chez des pharmaciens munis d'une autorisation écrite et signée de moi.

Mais il y a des dépôts particuliers dans toutes les villes de France et de l'étranger.

PRIX DU FLACON : 5 FR.

FEAUGAS,

Pharmacien en chef de l'hôpital des Vénériens de Bordeaux, ex-président de la Société de Pharmacie.

0

www.ingramcontent.com/pod-product-compliance
Lightning Source LLC
Chambersburg PA
CBHW050437210326
41520CB00019B/5968